Birgit Gey-Kemper

Wunderbare Wurzelkraft

Ingwer

Inhaltsstoffe, Wirkprinzipien und
Heilanwendungen von A bis Z

Birgit Gey-Kemper

Wunderbare Wurzelkraft

Ingwer

Inhaltsstoffe, Wirkprinzipien und Heilanwendungen von A bis Z

Originalausgabe

sanoform-Verlag

sanoform-Verlag
Dr. Jürgen Weihofen
Wilhelm-Hamacher-Platz 25
53840 Troisdorf
Tel.: +49-2241-83903
Fax: +49-2241-72940
e-Mail: Dr.Weihofen@t-online.de

1. Auflage 2000
Birgit Gey-Kemper
Wunderbare Wurzelkraft Ingwer -
Inhaltsstoffe, Wirkprinzipien und
Heilanwendungen von A bis Z

Gesamtherstellung: Presse-Druck, Augsburg
Printed in Germany 2000
ISBN 3-925502-08-4

Inhalt

Ingwer hilft bei:

Vorwort

Unser Gesundheitssystem gerät an seine Grenzen, sowohl wirtschaftlich als auch inhaltlich. Dem Machbarkeitswahn, der meinte, mit naturwissenschaftlichem Ansatz alle Krankheiten ausrotten zu können, folgt heute die Ernüchterung. Die modernen Ärzte haben mit Hilfe von Antibiotika verheerende Seuchen ausgerottet, sie sind dazu in der Lage, Menschen, die bereits klinisch tot sind, wiederzubeleben, und sie können sogar Herzen verpflanzen. Doch den immer häufiger auftretenden Krebserkrankungen, den Allergien, den massenhaft verbreiteten chronischen Erkrankungen und sogar den banalen grippalen Infekten stehen sie machtlos gegenüber.

Langsam aber stetig setzt sich eine Rückbesinnung auf die altbewährten Heilmethoden durch, die man in den Wirtschaftswunderjahren als „altmodisch" und „überholt" schlichtweg vom Tisch gefegt hatte. In der ersten Begeisterung, Krankheit endlich mit rationalem Verstand besiegen zu können, übersah man zwei ganz wichtige Punkte: der Mensch ist ein lebendiges Wesen, keine Maschine, und er hat eine Seele.

Die traditionellen Heilweisen des Ostens haben sich das Wissen bewahrt, daß der Mensch ein Körper-Seele-Geist-Wesen ist und Krankheiten auf all diesen Ebenen entstehen können und deshalb auch auf allen Ebenen behandelt werden sollten.

Die asiatische Heilkunde, insbesondere die Traditionelle Chinesische Medizin (TCM) erfreut sich immer größerer Beliebtheit unter Patienten und Therapeuten. Hier fühlt man sich wieder als ganzer Mensch wahrgenommen und verstanden.

Doch wir Europäer müssen gar nicht so weit in die Ferne schweifen. Auch unsere traditionelle Medizin, besonders die europäische Kräuterheilkunde, hat bis ins letzte Jahrhundert hinein versucht, den Menschen in seiner Ganzheit zu behandeln.

Egal, welche Erfahrungsheilkunde wir betrachten, immer sind es die lebendigen Pflanzen, die die Therapien wesentlich bestimmen. Heilkräuter und Nahrungsmittel werden als lebendige Wesen verstanden, die Lebenskraft und Energie geben und dem Einzelnen helfen, sein individuelles Gleichgewicht und damit die Gesundheit wieder zu finden.

In meiner Praxis versuche ich - zusammen mit den Patienten - die Gründe für die Disharmonie im Körper-Seele-Geist-Erleben zu finden und ursächlich zu behandeln. Die Heilkräuter sind dabei unverzichtbare Helfer, da sie über ganz bestimmte Lebenskräfte verfügen, die den individuellen Heilvorgang anregen.

Ingwer ist von Alters her ein großartiger und angesehener Heiler, dem auch im Westen immer mehr Beachtung geschenkt wird. Ich freue mich deshalb, daß Birgit Gey-Kemper als Ärztin und Naturheilkundige, die Ingwer aus eigener Erfahrung in Indien schätzen gelernt hat, sich dieses Themas so fachkundig und engagiert angenommen hat. Für mögliche Fehler bitte ich um Entschuldigung, über Hinweise freue ich mich ebenso wie über Zuschriften zu Erfolgen, die Sie persönlich mit Ingwer erzielt haben.

Troisdorf, April 2000

Dr. Jürgen Weihofen

Über die Autorin:

Birgit Gey-Kemper ist Ärztin, Dozentin und Fachautorin im Bereich Kräuterheilkunde und traditioneller Heilweisen. Sie betreibt in Bad Honnef eine ärztliche Beratungspraxis.

Hinweis:

Dieses Buch kann bei einer behandlungsbedürftigen Krankheit den Besuch eines Arztes oder Heilpraktikers nicht ersetzen. Die Anwendung der Informationen und Rezepte liegt in Ermessen und Verantwortung des Lesers, Verlag und Autor können keine Haftung übernehmen.

Ingwer - viel mehr als ein Gewürz

Fremdartig liegt ein knolliges Gewächs im Ge-
müseregal zwischen Salat und Knoblauch. Und
da wir kaum etwas damit anzufangen wissen,
bleibt die Wurzel auch erst einmal dort liegen.
Bekannt ist der Ingwer hierzulande als exoti-
sches Gewürz, bestenfalls für Leute geeignet,
die die Zeit haben, irgendwelche asiatischen Gerichte in ihrer Küche auszuprobieren. Auch ich
gehörte jahrzehntelang zu den Menschen, die
Ingwer links liegen ließen, da ich mit seinem
fremdartigen Geschmack nichts anzufangen
wußte.

Erst im Rahmen meiner Tätigkeit als Kräuter-
frau lief mir die Wurzel wieder über den Weg -
diesmal als vielfältige Heilpflanze und als Zu-
satz mannigfaltiger Kräuterrezepte. Heute liebe
ich den Ingwer, und er ist sowohl von meinem
Speiseplan als auch aus meinem Kräuterregal
nicht mehr wegzudenken. Sein würzig-frisches
Aroma verfeinert die Speisen und setzt interes-
sante Akzente, nicht nur in asiatischen Gerich-
ten.

Die traditionelle Medizin des asiatischen Rau-
mes schätzt die Wurzel als „das" Gesundheits-

mittel schlechthin, welches die blockierten Lebensenergien wieder in Fluß bringen kann.

Sowohl im Ayurveda, der jahrtausende alten Erfahrungsmedizin Indiens, als auch in der Traditionellen Chinesischen Medizin verwendet man den Ingwer als „Erwärmer von Innen", der den Organismus von der Körpermitte her wärmt, stärkt und kräftigt. Aber Asien schätzt Ingwer nicht nur auf Grund seines guten Geschmacks, sondern auch, um Krankheiten vorzubeugen oder Heilvorgänge zu unterstützen.

Ingwer hilft bei Übelkeit, Erbrechen, Reisekrankheit und Verdauungsproblemen, bei Herz-Kreislaufschwäche, gegen schlechte Durchblutung, er schwemmt Giftstoffe aus dem Körper, er heilt Erkältungen, senkt Fieber, stärkt das Immunsystem, er hilft bei Rheuma, lindert Menstruationsbeschwerden. Ingwer hilft, lindert und heilt bei so vielen Erkrankungen, daß man ihn zurecht im indischen Ayurveda als Allheilmittel und in der chinesischen Kräuterheilkunde neben Ginseng, Ling Zhi und Süßholz als einen der drei großen Kraftspender bezeichnet. Aus dem fernöstlichen Alltag ist Ingwer gar nicht wegzudenken, ca. zwei Milliarden Menschen würzen täglich die Speisen mit Ingwer! Lediglich in der westlichen Welt führt der Ingwer noch ein Schattendasein.

Mit Ingwer durch die Zeiten

Wo der Ingwer ursprünglich herkommt, läßt sich heutzutage nur noch erahnen. Zu lange wird die Pflanze schon in vielen Nationen angebaut. Man vermutet als Heimat Indonesien. Uralte Schriften belegen die Anwendung in China seit vielen Jahrtausenden. Von dort verbreitete der Ingwer sich bereits im zweiten Jahrtausend vor Christus über die damaligen Seehandelswege im ganzen südostasiatischen Raum. Die Seefahrer Indonesiens, Indiens und Chinas hatten die Wurzel zunächst nur für den Eigenbedarf auf ihren Schiffen dabei, um sich auf den langen Fahrten vor der Seekrankheit zu schützen. Die wichtigste Handelsware war zur damaligen Zeit noch der Zimt, den die Ägypter zum Einbalsamieren ihrer Toten brauchten. Doch schon bald erkannten auch die Ägypter den Wert des Ingwers, und er wurde neben dem Zimt zur begehrten Handelsware.

Später begegnete auch der griechische Feldherr Alexander der Große dem Ingwer auf seinen Feldzügen nach Ägypten und Indien. Er brachte die Wurzel zusammen mit anderen Gewürzen nach Griechenland, wo sie als Heil- und Würzmittel schnell Ruhm erlangte.

Auch das antike Rom liebte den Ingwer. Der Leibarzt Neros schwärmte für die Pflanze und schrieb ihr wärmende Qualitäten zu. Wie geschätzt der Ingwer bei den Römern war, läßt sich aus der Tatsache ableiten, daß er eines der Arzneimittel war, das die römischen Ärzte mit sich trugen, wenn sie die Legionen auf ihren Feldzügen begleiteten.

Schlechte Zeiten - aber nicht für den Ingwer

In den Wirren der Völkerwanderungen zerfiel das weströmische Reich und mit ihm die bis dahin vorherrschende römische Kultur. Es wurde still um den Ingwer, wie um viele andere Heilpflanzen auch. Nur wenige Schriftstücke existieren aus diesen Jahrhunderten, in denen die Germanenvölker in ganz Europa umherzogen, weshalb diese Zeit von den Historikern auch als

„dunkel" bezeichnet wird. Trotzdem schien der Handel mit Gewürzen weiter zu blühen. Man weiß, daß Marseille im siebten und achten Jahrhundert die führende Stadt im Gewürzhandel war. Ferner gibt es einen schriftlichen Beleg aus dem neunten Jahrhundert, in dem geschrieben steht, daß die Mönche von Corbie verschiedene Gewürze, unter anderem auch Ingwer, in Nordostfrankreich einkaufen wollten.

Die christlichen Klöster des frühen Mittelalters bewahrten und vermehrten das alte Wissen um die Heilkunde, indem sie es in ihren Schreibstuben immer wieder handschriftlich kopierten und in ihren Bibliotheken hinter dicken Mauern vor Raub und Brandschatzung schützten. Im Hochmittelalter entstand daraus die sogenannte „Klostermedizin", die dazu überging, die einzelnen Heilpflanzen aus dem Blickwinkel der christlichen Moral heraus zu beurteilen. Der alte Ingwer kam dabei bei einigen Heilkundigen, zum Beispiel der heutzutage sehr populär gewordenen Äbtissin Hildegard von Bingen, nicht gut weg. Hildegard rät von dem Gebrauch des Ingwers ab, da er das „Animalische" im Menschen weckt und so *„den Menschen zu dem macht, was man sich unter einem trottelhaften Alten vor-*

stellt, (...) der nichts anderes mehr im Kopf hat als das Animalische". Man könne jedoch eine Ausnahme gewähren: *„Wenn der Mensch schon fast am Dahinschwinden ist, kann das Animalische noch einmal einen Stoß brauchen (...) dann esse man Ingwersuppe."* Hildegard von Bingen kannte also nicht nur den Ingwer sehr genau, sondern sie wußte auch, daß er über seine allgemein anregende und belebende Wirkung die Lebens- und Liebeslust weckt. Als Vertreterin der Kirche mußte sie damals solches natürlich ablehnen.

Ingwer-Boom im Mittelalter

Doch auch christliche Moralfesseln konnten den Vormarsch des Ingwers in Europa nicht stoppen. Als die Kreuzzüge begannen, erbeuteten die Ritter neben Stoffen, Schmuck und Hausrat auch die im Vorderen Orient genutzten Gewürze und brachten diese nach Hause in ihre bis dahin eher nüchtern-kalt eingerichteten Burgen. Die Reichen und Wohlhabenden fanden Gefallen an den orientalischen Kostbarkeiten, man liebte die Konsumgüter des Orients. Es war „in", bei den Festgelagen auf der heimischen Burg mit Schätzen aus dem Morgenland zu protzen und die dargebotenen Speisen reichlich mit exotischen Gewürzen zu verfeinern - manchmal auch über die Grenzen des guten Geschmackes hinaus. So kam es, daß der Handel mit Gewürzen sowie anderen Gütern aus dem Orient blühte und den Händlern und Handelsstädten, allen voran Venedig, solchen Reichtum brachte, daß sie sich die Freiheit von ihren Lehnherren erkaufen konnten.

Doch nicht nur die Lust auf orientalischen Luxus trieb den Gewürzverbrauch im Hochmittelalter in die Höhe, auch die Angst vor Seuchen führte dazu, daß man die Speisen sehr stark würzte. Besonders die intensiven Gewürze Ingwer, Pfeffer und Zimt konservierten das Fleisch in dieser „kühlschranklosen" Zeit und überdeckten so manchen fauligen Geschmack.

Allem Würzen zum Trotz mußten die Europäer im 14. Jahrhundert mit der größten Pestepidemie fertig werden, die es je gegeben hatte. Gegen diese Seuche, der über 20 Millionen Europäer zum Opfer fielen, war kein Kraut gewachsen. Vom Kauen des Ingwers erhoffte man sich aufgrund seiner Schärfe Schutz vor dem

Schwarzen Tod, der, so glaubte man, durch schlechte Luft übertragen wurde.

Ingwer im Kolonialismus

Ende des 15. Jahrhunderts war halb Europa menschenleer. Spanien und Portugal hatten sich von der moslemischen Herrschaft befreit und schwangen sich zu Welt- und Handelsmächten empor. Kolumbus entdeckte Amerika und sein Kollege Vasco da Gama den Seeweg nach Indien, womit es mit der venezianischen Vormacht und dem Preismonopol im Gewürzhandel vorbei war. Im 16. Jahrhundert brachten die Spanier die Ingwerpflanze in ihre Kolonie Jamaika, wo sie im tropischen Klima so gut wuchs und gedieh, daß die dortigen spanischen Siedler bereits wenige Jahre später Ingwer in großen Mengen nach Europa exportieren konnten. Jetzt verdienten vorwiegend die Städte Lissabon und Antwerpen am Ingwerhandel. Auch das deutsche Handelshaus Fugger aus Augsburg kam dabei nicht schlecht weg. Da immer mehr Ware angeboten wurde, sanken die Preise. Ingwer wurde billiger und so auch für „Normalsterbliche" erschwinglich. Die Händler versuchten jetzt, durch den Verkauf großer Mengen die gewünschten hohen Gewinne zu erzielen und so ein Stück vom großen „Ingwerkuchen" abzubekommen. Das führte mancherorts dazu, daß die Gewürze heimlich mit Sand, Mehl oder Brotkrümeln verdünnt wurden. Der berühmte Kräuterarzt Hieronymus Bock sah sich deshalb sogar veranlaßt, vor dem Gebrauch des pulverisierten Ingwers zu warnen. Der Beliebtheit des Ingwers tat dies jedoch keinen Abbruch.

Der Ingwer gerät in Vergessenheit

Erst im 17. Jahrhundert wurden die Gewürze als Handelsware uninteressanter, die Zeit des Tees, Tabaks, Kaffees, Kakaos und Zuckers begann. Die Epoche der Aufklärung brachte es mit sich, daß die Küche nüchterner wurde. Man entdeckte den Eigengeschmack der Speisen, würzte zurückhaltender und räumte den Ingwer aus den Gewürzregalen. Lediglich die Engländer bewahrten die lange Ingwertradition in unzähligen Speisen wie Keksen, Pudding, Kuchen, Schokolade, Brot, Limonade und Bier.

Das europäische Festland vergaß den Ingwer fast völlig. Nur im weihnachtlichen Gebäck konnte er seine Rolle als Gewürz behaupten.

Erst die 60er Jahre des 20. Jahrhunderts brachten Ingwer als Zutat des Currys zurück in die Mägen der Deutschen. In den 70er Jahren eröffneten in allen größeren und kleineren Städten chinesische Restaurants ihre Tore und bahnten dem asiatischen Geschmack den Weg. Jetzt, zum Jahrtausendwechsel, wird Ingwer frisch, getrocknet oder kandiert preiswert und in guter Qualität in fast allen Reformhäusern, Naturkostläden und asiatischen Lebensmittelgeschäften angeboten. Auch im Internet findet man viel Interessantes unter dem Stichwort „Ingwer". Immer mehr Menschen kommen auf den Ingwer-Geschmack und schätzen die gesundheitlichen Aspekte der wunderbaren Wurzel.

Die Wurzel ist gar keine

Das knollige-wurzelartige Gewächs, das in seiner Form ein wenig an mehrere kleine, zusammengedrückte Kartoffeln erinnert, ist botanisch betrachtet gar keine Wurzel, sondern ein unterirdischer Stamm, den man Rhizom nennt. Er breitet sich flach knapp unter der Erdoberfläche aus und schickt an seinen Enden Knospen ans Licht. In feucht-warmem Klima fangen die Knospen an, in grünen Spitzen auszuschlagen und aus ineinander gewickelten Blättern eine Art Stamm zu bilden, der abwechselnd rechts und links lanzenförmige Blätter trägt. Ganz selten erscheint am oberen Ende des schilfähnlichen Gewächses eine wunderschöne Blütenknospe, der mehrere weiße oder gelblich-rote Kelche entspringen. Oberirdische Früchte trägt der Ingwer nicht, er vermehrt sich über seinen Wurzelstock, der im Winter der Pflanze als Kraftspeicher dient und die heilenden Inhaltsstoffe in der höchsten Konzentration enthält. Da er von seiner Form her an eine Hand erinnert, wird er auch „Ingwer-Hand" genannt.

Anbau im eigenen Garten

Sie können den Ingwer hierzulande anbauen, wenn Sie über ein geschütztes Hochbeet oder ein Gewächshaus verfügen. Besorgen Sie sich dazu eine möglichst frische Ingwer-Hand und trennen Sie ca. daumengroße Ingwer-Finger ab, die je eine saftige Knospe haben sollten. Graben Sie diese im warmen Frühjahr im Abstand von 20 cm ca. 10 cm tief in lockeren, nährstoffreichen Boden ein. Bedecken Sie Ihr Beet ruhig großzügig mit Mulch, um die Sprößlinge vor extremen Temperaturschwankungen zu schützen. Der Ingwer liebt es feucht an den Füßen, er mag die Wärme, jedoch keine direkte Sonneneinstrahlung. Fühlt er sich an seinem feuchtwarmen Standort wohl, bohren sich schon kurze Zeit nach dem Eingraben grüne Spitzen durch den Mulch. Nach fünf Monaten fängt das Laub an zu welken und Sie können die ersten Wurzelstücke ernten. Dann ist das Rhizom noch sehr weich, saftig und zitronig-mild im Geschmack. Später geerntete Pflanzen werden holziger und entwickeln mehr Würze und Schärfe.

Auch während der Wintermonate läßt sich die Pflanze gut auf einer nach Süden gelegenen Fensterbank in einem großen Blumentopf ziehen. Im Herbst zu Beginn der Heizperiode eingegraben, sorgt die gleichbleibend warme Heizungsluft dafür, daß die Wurzel bei ausreichender Bewässerung schon bald erste grüne Spitzen treibt. So können Sie sich im tristen Winter nicht nur an den satten grünen Pflanzen erfreuen, sondern auch im Frühjahr den eigenen frischen Ingwer ernten.

Professioneller Anbau

In Indien, Indonesien und Südchina, wo der Ingwer hauptsächlich angebaut wird, pflanzt man ihn in langen Hügelbeeten kurz vor dem Monsun an. Auch hier werden die Wurzelstücke von Hand eingegraben und anschließend die Erde mit Blättern bedeckt, um die zarten Pflanzen vor dem heftigen Regen oder dem Austrocknen zu schützen. Nach sechs bis neun Monaten, wenn die Blätter des Ingwers gelb sind, werden die Wurzelstücke vorsichtig ausgegraben, gewaschen und verkauft.

Aussehen und Geschmack des Ingwers variieren, je nachdem in welchem Land er angebaut wird. Indischer Ingwer ist meist hellbraun bis rötlich braun, grob geschält und in seinem Geschmack zitronig-erdig und ziemlich scharf. In Afrika kultivierter Ingwer zeichnet sich durch eine dunkelbraune Farbe, kampferartigen Geschmack und extreme Schärfe aus. Chinesische Sorten sind dagegen blaß-braun, ungeschält, im Geschmack blumig-zitronig, aromatisch und besitzen eine milde Schärfe. Diese Arten finden Sie bei uns vorwiegend in den Verkaufsregalen. Weniger häufig bei uns anzutreffen ist der Ingwer aus Jamaika, den Fidschi-Inseln und Australien, der gelb bis hellbraun ist und glatt. Die Sorten von den Fidschi-Inseln schmecken delikat aromatisch und würzig mild. Sie zählen zu den besten auf dem Weltmarkt, während der australische Ingwer stärker zitronig und ziemlich scharf schmeckt.

Orientalischer Zauber

Jedesmal, wenn ich ein aromatisch duftendes Stück frischen Ingwers in den Händen halte, muß ich an die bunten Gewürzbasare denken, die ich auf meiner Reise durch Südindien besucht habe. Enge, gewundene Gassen, die Verkaufsbuden dicht aneinander gedrängt, buntes Menschentreiben. Jeder Schritt offenbart einen neuen exotischen Duft, der den offenen Jutesäcken mit Gewürzen in allen Farben entströmt. Nach kurzer Zeit war ich betört von all den Gerüchen, Geräuschen und Farben und wurde in die Welt der Sinne entführt. Wie im Traum schlenderte ich zwischen den Ständen umher, mal hier schauend, mal dort riechend, und bemerkte nicht, wie die Stunden vergingen. Ein wenig dieses orientalischen Zaubers wird auch Sie ergreifen, wenn Sie den Ingwer in Händen halten, ihn riechen und schmecken. Vielleicht spüren dann auch Sie, wie dieser Knolle eine exotische Lebenskraft entströmt, die ihre Sinnes- und Körperwahrnehmungen schärft.

Handel mit Ingwer

Der Ingwerhandel hat in den Ländern, wo die Pflanze herkommt, eine uralte Tradition. Obwohl der größte Anteil der angebauten Mengen im jeweiligen Anbauland verbraucht wird, kommen jährlich ca. 170.000 Tonnen Ingwer in den Verkauf. Der weltweit größte Exporteur ist China, das im Jahr ca. 100.000 Tonnen Ingwer außerhalb der Landesgrenzen verkauft. Indien produziert zwar weitaus mehr, verbraucht ihn aber weitgehend selbst. Europa importiert jährlich etwa ein Sechstel des Welthandelvolumens, wovon wiederum die Hälfte allein in Großbritannien verbraucht wird. Am wenigsten können die Italiener der Wurzel etwas abgewinnen. Im warmen Italien ist man auf den „großen Erwärmer" eben nicht so angewiesen, weder äußerlich betrachtet noch hinsichtlich des Temperamentes.

Kommt der Ingwer frisch in den Handel, ist er gerade einmal gewaschen und etwas abgeschabt. Diesen „grünen Ingwer" findet man vorwiegend in den Anbauländern, hierzulande in asiatischen Restaurants und Lebensmittelgeschäften. Für die Herstellung des getrockneten Ingwers ver-

wendet man den später geernteten, schon trok-
keneren, schärferen Ingwer. Nach dem Waschen
wird er in kleine Stücke geschnitten und in der
Sonne getrocknet, wodurch er noch zusätzlich
an Schärfe gewinnt. Danach wird er zu Pulver
gemahlen.

Durch zu langes Lagern verliert das Pulver wiederum an Schärfe und Aroma. Deshalb auch
mein Tip an Sie: Verwenden Sie möglichst frischen Ingwer und schauen Sie auch beim Kauf
von Ingwerpulver auf das Haltbarkeitsdatum!
Eigenen alt gewordenen Ingwer können Sie
problemlos auf dem Kompost entsorgen.

Verschiedene Formen des Ingwers

Über Jahrtausende war der getrocknete, pulveri-
sierte Ingwer die gebräuchlichste Handelsform,
da er sich auf dem langen Weg nach Europa so
am besten hielt und leicht zu transportieren war.
Trotzdem hatte man immer wieder Probleme mit
Insektenbefall oder Verschmutzung, weshalb in
moderneren Zeiten eine weitere Form der Kon-
servierung entwickelt wurde: die industrielle
Herstellung von Ingwer-Konzentrat, auch Oleoresin genannt. Zuerst extrahiert man mit Hilfe

von Alkohol oder Aceton die Geschmacksstoffe des getrockneten Ingwers, um dann das gewonnene Extrakt im Vakuum zu konzentrieren. Winzige Mengen dieser dickflüssigen Masse genügen, um zum Beispiel Getränke zu aromatisieren.

Das ätherische Ingweröl gewinnt man durch Destillation mit Wasserdampf. Es wird aufgrund seines eher süßen Geschmacks vorwiegend zur Aromatisierung von Erfrischungsgetränken verwendet.

Das Einlegen in Zucker, auch Kandieren genannt, ist eine weitere, sehr alte Methode, um Ingwer natürlich zu konservieren. Dazu wird die geschälte Ingwerwurzel in Stücke geschnitten und über mehrere Tage in einer Zuckerlösung mit ansteigender Konzentrationen eingelegt, die zwischenzeitlich immer wieder aufgekocht wird. Dabei geht natürlich ein Teil der medizinisch wirksamen Bestandteile verloren. Anschließend läßt man die Ingwerstücke auf einem Gitterrost abtropfen. Manche Sorten werden danach mit Zuckersirup glasiert oder in Zucker gewälzt.

Der braune, aromatische Sirup, der beim Einlegen der Wurzel entsteht, wird auch als „Ingwer-

Sirup" gehandelt. Er findet Verwendung bei der Herstellung von Marmeladen und Kuchen.

Die faserige, intensiv scharfe Wurzel wird durch das Einlegen weich, süß und erhält eine mildere Schärfe. Kandierter Ingwer ist beliebt als appetitanregende und magenstimulierende Nascherei. Er kann kleingeschnitten Desserts und Gebäck beigegeben werden. Auch zur Herstellung von aromatischem Wasserkefir eignet er sich vorzüglich. Hochwertige Qualitäten des kandierten Ingwers kommen von den Fidschi-Inseln. Eine spezielle Sorte, die nur in Fruchtzucker eingelegt wurde und deshalb auch für Diabetiker geeignet ist, stammt aus Australien.

Ingwer hat es in sich

Der moderne Mensch benötigt rationale Beweise, um einzelne Pflanzen als Heilpflanzen zu akzeptieren. Daher sind in den letzten Jahrzehnten nahezu alle Heilpflanzen genau analysiert worden, um die heilsamen Inhaltsstoffe zu finden. Der Ingwer gehört zu den glücklichen Pflanzen, die diese Labor-Prüfungen bestanden haben. Neben Wasser, Stärke, Eiweißen, Fetten, Rohfasern und Mineralstoffen findet man ätherische Öle und Scharfstoffe, die für den Geschmack und die Heilwirkungen des Ingwers verantwortlich sind.

Bis zu drei Prozent ätherisches Öl, zusammengesetzt aus Sesquiterpenen und Monoterpenen, findet man im getrockneten Ingwer direkt unter der Rinde. Leider geht ein Teil davon beim Schälen verloren.

Die wichtigsten Scharfstoffgruppen bilden die Gingerole und die Shogaole, beides Gruppen chemisch ähnlicher organischer Verbindungen, die übrigens zu einem hohen Anteil im Ingwer-Konzentrat Oleoresin enthalten sind. Allen diesen Verbindungen ist gemein, daß sie einen langen Schwanz von Kohlenwasserstoffen haben, der in seiner Länge variiert und auch für die Schärfe der Substanz verantwortlich ist. Scharfstoffe mit langer Kohlenwasserstoffkette sind milder als solche mit kurzer Kette.

Sehr beeindruckt hat mich eine Tabelle, die Dr. Stephen Fulder in seinem Ingwerbuch erwähnt. Sie wurde vom Pflanzenexperten Dr. James Duke erstellt und bietet einen Überblick über die medizinisch wirksamen Bestandteile des Ingwers und deren Wirkungen:

Medizinisch wirksame Inhaltsstoffe

Substanz	Wirkung
Asparagin	harntreibend
Borneol	schmerzlindernd, entzündungshemmend, fiebersenkend, leberschützend
Chavicol	pilztötend
Cineole	lokal betäubend, löst Halsschmerzen und Husten antiseptisch, blutdrucksenkend
Citral	antihistaminisch, antibiotisch
Cumen	narkotisch
Cymen	gegen Grippe und Viren, tötet Pilze und Insekten
Dehydrogingerdion	hemmt Prostaglandin, stärkt die Leber
Geraniol	anticandid, insektizid
Gingerdion	hemmt Prostaglandin
Gingerol	analgetisch, fiebersenkend, stärkt und beruhigt Magen, durchblutungsfördernd, blutdrucksenkend
Hexahydrocurcumin	leberstärkend, cholinerg
Limonen	hautreizend, insektizid
Linalool	krampfvorbeugend, antiseptisch
Myrcen	bakterizid, insektizid, muskelentspannend
Neral	bakterizid
Pinien	schleimlösend, insektizid
Shogaol	analgetisch, fiebersenkend, sedativ, gefäßverengend, blutdrucksteigernd
Zingeron	blutdrucksteigernd

Ingwer in den verschiedenen Kulturen

Jede Kultur und Zeit entwickelt ihre eigenen Vorstellungen, um sich die Vorgänge auf der Welt zu erklären. Auch die Heilkundigen einer jeweiligen Gesellschaft schaffen sich ein umfassendes Erklärungsmuster, um die Vorgänge im menschlichen Körper und die Wirkung verschiedener therapeutischer Maßnahmen besser zu verstehen. Diese sogenannten Paradigmen basieren jeweils auf dem Wissen und dem Weltbild der Kulturen und wechseln, wenn sich die Gesellschaft weiterentwickelt. So unterscheidet sich auch Einsatz und Gebrauch des Ingwers von Kultur zu Kultur.

1. Westliche Kräuterheilkunde

In der modernen Phytopharmakologie zählt der Ingwer aufgrund seiner Hauptwirkstoffe zu den „Acrio-Aromatica", das heißt zwar übersetzt nichts anderes als „scharfe Gewürze". Gemeint sind mit dieser Gruppe Pflanzen, die Störungen der Magen-Darm-Funktionen regulieren. Man hat herausgefunden, daß der Ingwer die Wärmenerven im Magen direkt erregt und dort das Gefühl von Hitze und Brennen erzeugt. Ferner wurde beobachtet, daß sich die Muskulatur von Magen und Darm entspannt und die Schleimhäute besser durchblutet werden. Ingwer steigert den Speichelfluß und regt die Darmbewegung an. Ab einer Dosis von zwei Gramm Pulver wird ein Brechreiz unterbunden. Aufgrund dieser Wirkungen werden die Droge und daraus hergestellte Medikamente von westlichen Ärzten heute vor allem bei Verdauungsproblemen verschiedener Ursachen, bei leichten Magenschleimhautentzündungen und zur Vorbeugung bei Reisekrankheit verordnet. Bei bestimmungsgemäßen Gebrauch wurden bislang keine Nebenwirkungen beobachtet.

Die Europäische Lehre von den Säften

In Europa ist die auf rationalen naturwissenschaftlichen Erkenntnissen beruhende Medizin gar nicht so alt. Noch im 18. Jahrhundert beherrschte die schon in der Antike entwickelte „Säftelehre" die Heilkunde in Diagnose und Therapie. Nach dieser Lehre gibt es die vier „humores" oder Temperamente, die gleichbedeutend sind mit den vier „Körpersäften": cholerisch, phlegmatisch, sanguinisch und melancholisch. Sie stehen mit den vier Elementen

Feuer, Wasser, Luft und Erde in Beziehung und stellen jeweils einen körperlich-emotional-mentalen Menschentyp in seiner reinen Ausprägung dar. Natürlich ist kein Mensch ein reiner Typus, wir sind vielmehr eine Mischung aus zwei, manchmal auch drei „humores", von denen einer überwiegt.

In diesem Weltbild sind die Kräuter nicht nur eine Ansammlung von Einzelwirkstoffen, sondern sie verfügen über säftebeeinflussende Eigenschaften wie Wärme, Kälte, Feuchtigkeit oder Trockenheit, abhängig davon, welchem Planeten sie astrologisch unterstehen. Mithilfe dieser Eigenschaften können die Kräuter Störungen im Verhältnis der menschlichen Körpersäfte ausgleichen. Hat jemand zum Beispiel zu viel Feuer in sich, kann man es durch die Anwendung kalter und feuchter Kräuter kühlen, was schnelle Linderung bringt. Oder man gleicht das Feuerelement mit warmen und trockenen Pflanzen aus, um über längere Zeit hinweg das cholerische Temperament zu normalisieren. Diese letztere Art der Behandlung, in der Gleiches mit Gleichem behandelt wird, hat sich bis heute in der Homöopathie erhalten. Die therapeutische Anwendung gegensätzlich wirkender Mittel ist dagegen Grundbaustein der modernen westlichen Medizin geworden.

Ingwer - warm und trocken

Der Ingwer wird vom Planeten Mars beherrscht, dem Planeten des Feuers, der Brennkraft, der Aktivität, der Intuition und der Energie. Ingwer ist in seinen Eigenschaften sehr warm und trocken. Er besitzt die Kraft, den Körper aufzuheizen und ein Übermaß an Schleim (unterkühlend, kalt und feucht, phlegmatisch) oder an schwarzer Galle (kalt und trocken, melancholisch) auszugleichen. Ingwer eignet sich von der Säftelehre her betrachtet hervorragend zur Heilung von Erkrankungen, die durch übermäßige Kälte verursacht werden wie Erkältung, ständiges Frieren, Unterkühlung und Frostbeulen, Kreislaufschwäche, niedriger Blutdruck, Schwindelgefühle, Melancholie, Knochenschmerzen und Arthritis. Ingwer ist ein gutes Heilmittel für Frauen, da diese durch den Einfluß der Venus besonders unter übermäßiger Verschleimung, Kälte und Feuchtigkeit leiden. Er hilft bei Menstruationskrämpfen, die meist dadurch entstehen, daß die Säfte nicht in Fluß kommen. Er wirkt Übelkeit und Erbrechen entgegen, lindert Blähungen und fördert die Verdauung.

2. Indischer Ayurveda

Ayurveda ist die 5000 Jahre alte Erfahrungsmedizin Indiens. Das Wort Ayurveda stammt aus dem Sanskrit und bedeutet übersetzt „Die Wissenschaft vom Leben". Ayurveda ist nicht nur eine indische Lehre der Medizin, sondern umfaßt das Leben im Gesamten und lehrt, die Harmonie des Individuums in Beziehung zur Harmonie des ganzen Universums zu bringen. In der ayurvedischen Medizin werden im Krankheitsfall individuelle Kräutermischungen und Lebensmittel zusammengestellt, die Körper, Seele und Geist heilen, da diese untrennbar miteinander verwoben sind. Ähnlich wie in der Säftelehre werden in den ayurvedischen Lehren drei Grundtemperamente oder Grundkräfte genannt, die in Menschen, Tieren und Pflanzen in unterschiedlicher Ausprägung vorhanden sind:

Menschen mit Sattwa-Temperament sind dem Leben gegenüber positiv eingestellt. Sie sind kreativ, verfügen über einen gesunden Körper und einen reinen Geist.

Menschen, die vom Rajas-Temperament beherrscht werden, sind an materielle Dingen, Macht und Prestige interessiert. Sie sind rastlos und ruhelos in Bewegung und Geist und wirken oft gereizt, ungeduldig und launisch.

Von Tamas dominierte Menschen sind sehr selbstbezogen. Sie neigen zum Stillstand und hassen Veränderungen im Leben. Sie wirken auf ihr Umfeld oft faul und egoistisch.

Der Ingwer gilt im Ayurveda als die Pflanze mit der höchsten sattwafördernden Wirkung. Als Medikament wird er meist in Pulverform verwendet, und zwar fast ausschließlich in Verbindung mit anderen, in der Wirkung ähnlichen Heilpflanzen.

Klassische ayurvedische Ingwer-Indikationen sind neurologische Erkrankungen, Schmerzzustände, Kreislaufschwäche, Verdauungsstörungen, Übelkeit und Erbrechen.

Der ayurvedische Arzt stellt für jeden Patienten ganz individuelle Kräutermischungen zusammen, die den Körper wieder ins gesunde Gleichgewicht der Kräfte bringen sollen. Ergänzend werden Ernährungspläne und physikalische Maßnahmen wie Bäder und Güsse verordnet.

3. Traditionelle Chinesische Medizin

Auch in China wird Gesundheit seit Jahrtausenden als Harmonie zwischen Körper, Seele und Geist verstanden. Die Lebensenergie Qi durchdringt alle Substanzen und macht das Leben erst möglich. Es sind die polaren Kräfte Yin und Yang, die im gesunden Organismus miteinander harmonieren und sich gegenseitig ergänzen. Yin entspricht den Qualitäten Kälte, Ruhe, Empfänglichkeit, Passivität, Dunkelheit, Abnahme, ist nach innen und nach unten gerichtet und weiblich. Yang wird mit Hitze, Bewegung, Aktivität, Erregung, Licht und Zunahme assoziiert, richtet sich nach oben und außen und entspricht dem männlichen Prinzip. Beide Kräfte schaffen einander, kontrollieren sich gegenseitig, verwandeln sich ineinander und können unabhängig voneinander nicht existieren.

Die Chinesen haben auch den Körper und seine Organe in Yin- und Yang-Zonen unterteilt. Im gesunden Organismus findet ein ständiger Ausgleich dieser Kräfte statt. Ist der Ausgleich gestört, kommt es zu Unausgewogenheit mit der Folge von Krankheit. Gesundheitsstörungen mit Schwäche, Langsamkeit, Zurückhaltung und

Kälte sind Yin-Erkrankungen. Durch Hitze, Übertreibung, Aktivität und zuviel Stärke sind dagegen Yang-Krankheiten gekennzeichnet.

Es gibt viele auslösende Faktoren für ein Ungleichgewicht wie äußere Kältewirkung, Überanstrengung, Streß oder abkühlende Nahrungsmittel, die je nach Konstitution des Betroffenen entweder als Fülle oder Leere auf Yin oder Yang wirken. Wasser-, Schleim- und Fettansammlungen, also Ödeme, Bronchitis, Cellulite, Übergewicht, aber auch Trägheit und Abgeschlagenheit werden als Yin-Fülle beschrieben. Kalte Hände, Blähungen und das Bedürfnis nach Kaffee oder Zigaretten sind weitere Anzeichen. Ausgleichend sollte man Lebensmittel mit Yang-Fülle verzehren, die wärmend wirken und das Qi anheben.

Chinesen ordnen Heilpflanzen und Lebensmittel je nach Geschmack und Farbe verschiedenen Elementen zu. Ingwer gilt als sehr heiß, scharf und würzig. Er ist geeignet, das Yang anzuregen und die Körpermitte zu erwärmen. Er löst Stauungen und bringt alles in Bewegung. Ingwer wirkt primär auf die Energieleitbahnen (Meridiane) von Magen, Lunge, Milz und eignet sich daher sehr für die Behandlung von Erkältungen und Bronchialinfekten, die nach chinesischem Verständnis durch Qi-Mangel von Milz, Magen und Lunge entstehen. Die chinesischen Ärzte verstärken die Hitzewirkung des Ingwers sogar noch, indem sie dünne Ingwer-Scheiben auf bestimmte Akupunkturpunkte auflegen und darauf kleine Brennkegel entzünden. Dieses als Moxibustion bezeichnete Verfahren wird benutzt, um zum Beispiel Yang-Leere der inneren Organen auszugleichen.

Ingwer hilft bei:

Weltweit - besonders in seiner Heimat Asien - gilt Ingwer als der große Heiler. Auch wenn sich die Erklärungsmuster, wie der Ingwer heilt, voneinander unterscheiden, wird er sowohl in der östlichen als auch der westlichen Medizin für ganz ähnliche Erkrankungen eingesetzt.

Die wichtigsten Anwendungsmöglichkeiten finden Sie im folgenden in alphabetischer Reihenfolge. Rezepte, die die Zubereitung der jeweiligen Heilmittel erklären, sind im Anschluß aufgeführt.

Abwehrschwäche

Unser Körper ist umgeben von Milliarden von krankheitserregenden Keimen, die uns jedoch nichts anhaben können, wenn wir über genügend Abwehrkräfte verfügen. Eine Schwächung des Immunsystems kann viele Ursachen haben, nicht immer steckt eine ernsthafte Erkrankung dahinter. Häufig ist es eine ungesunde Lebensweise mit falscher Ernährung, ekzessivem Genuß von Nikotin oder Alkohol, zu wenig Schlaf, zu wenig Bewegung an frischer Luft und privatem oder beruflichem Streß, die unsere Abwehrkräfte schwächt und uns anfällig macht für Infektionen.

Im Laborexperiment ließ sich zeigen, daß ein Extrakt von Ingwer die menschlichen Zellen zur vermehrten Produktion von Abwehrstoffen stimuliert. Da Ingwer die Durchblutung im ganzen Körper anregt, sorgt er dafür, daß die Immunzellen besser im Körper zirkulieren können und schneller zu ihrem „Einsatzort" gelangen.

Ingwer hilft Ihnen dabei, Ihr Immunsystem zu kräftigen, weshalb Sie ihn vorbeugend zu einem festen Bestandteil Ihrer täglichen Nahrung machen sollten.

Antriebsschwäche

Der moderne Alltag fordert sehr viel Kraft von uns. Beruflicher Streß, das Auseinanderbrechen der Familienverbände, die Reizüberflutung durch die Medien, zunehmende Umweltbelastung, die rasant fortschreitende Technisierung und nicht zuletzt der Freizeitstreß bringen uns an die Grenzen unserer Leistungsfähigkeit. Irgendwann sind die Kraftreserven erschöpft, wir brauchen dringend Rückzug und Erholung. Gönnen wir uns keine Pause, reagiert der Organismus mit Müdigkeit, Erschöpfung, Antriebsschwäche und Schlafstörungen.

Ingwer hilft Ihnen dabei, neue Kräfte zu finden. Trinken Sie Ingwer-Tee oder süßen Sie Ihren Tee mit selbstbereitetem Ingwer-Sirup. Nehmen Sie bei Erschöpfung ein Ingwer-Bad, das Sie mit Ingwer-Abkochung zubereiten. Würzen Sie Ihr Essen mit frischem Ingwer. Gönnen Sie sich ausreichend Schlaf und Erholung. Lassen Sie ab und zu Ihre Seele baumeln.

Appetitlosigkeit

Leiden Sie unter Appetitlosigkeit, kann das entweder seelische Ursachen haben, die dazu führen, daß Ihnen im übertragenen Sinne sprichwörtlich „der Appetit vergangen ist", oder es liegt eine ernsthafte Krankheit des Verdauungstraktes vor, die vom Arzt behandelt werden muß.

Bei leichter Appetitlosigkeit leistet Ingwer gute Dienste, da er aufgrund seiner Scharfstoffe die Verdauung und mit ihr den Appetit anregt.

Machen Sie es sich zur Gewohnheit, eine halbe Stunde vor dem Essen Ingwer-Tee zu trinken oder nehmen Sie kurz vor dem Essen einen Eßlöffel Ingwertinktur ein. Würzen Sie Ihr Essen mit frischem Ingwer.

Blähungen

Sie können sehr unangenehm und schmerzhaft sein. Blähungen entstehen dadurch, daß sich zu viele Verdauungsgase im Darm ansammeln. Häufig ist eine Ernährung mit blähenden Nahrungsmitteln wie Kohl, Bohnen oder Zwiebeln die Ursache. Oder es liegt eine Fehlernährung mit zu viel Zucker vor, die dann zu einer krankhaften Pilzbesiedlung des Darmes führen kann. Streß, unregelmäßiges Essen und ballaststoffarme Kost tragen ebenfalls zu Verdauungsstörungen bei.

Ingwer wirkt krampflösend und regt die Verdauung an. Er reguliert die Darmflora und eignet sich deshalb bestens dafür, Blähungen zu lindern oder ihnen vorzubeugen.

Besonders gut hilft warmer Ingwertee, den Sie langsam trinken sollten sowie Fencheltee, den Sie mit Ingwer-Sirup süßen. Legen Sie sich nach dem Essen hin und massieren Sie den Bauch im Uhrzeigersinn mit Ingweröl. Gönnen Sie sich nach dem Essen ein Gläschen Ingwer-Likör.

Bronchitis

Bronchitis ist eine Erkrankung der kalten Jahreszeit. Häufig beginnt sie ganz harmlos mit einer Erkältung. Sie kann rasch auf die Luftröhre und deren Verästelungen in der Lunge übergreifen, wenn sie nicht auskuriert wird oder wenn wir nicht über genügend Abwehrkräfte verfügen. Die Symptome sind quälender Husten, Schmerzen in der ganzen Brust, klarer Auswurf, der später sogar eitrig-gelb werden kann und eventuell Fieber.

Eine schwere Bronchitis kann durchaus in eine Lungenentzündung ausarten, weshalb die Behandlung auf alle Fälle in die Hände eines Arztes gehört. Stärken Sie Ihren Körper von innen heraus mit Ingwer, damit er mit der Erkrankung besser fertig wird.

Trinken Sie viel, zum Beispiel Thymian- und Spitzwegerich-Tee mit Ingwer, bereiten Sie sich einen Hustensirup zu und nehmen Sie ihn regelmäßig. Reiben Sie sich die Brust mit Ingweröl ein, nehmen Sie ein Ingwerbad. Essen Sie leichte Kost mit Ingwer, z. B. eine Gemüse- oder Hühnerbrühe mit Ingwer.

Durchblutungsstörungen

Sie entstehen, wenn sich die Muskulatur der Gefäßwände verkrampft und die Gefäße durch Ablagerungen von Schlacken zunehmend verstopfen. Kalte Hände und Füße, Taubheitsgefühle, Schmerzen sowie schnelle Ermüdbarkeit und Kraftlosigkeit können erste Anzeichen sein. Nehmen Sie solche Beschwerden ernst und gehen Sie auf jeden Fall zum Arzt.

Ingwer aktiviert den Blutkreislauf und kräftigt das Herz. Er wärmt den Körper von innen, was bewirkt, daß sich die Blutgefäße weiten und der gesamte Organismus wieder besser durchblutet wird. Anhand klinischer Studien in Indien konnte sogar nachgewiesen werden, daß Ingwer ähnlich wie Knoblauch die Fließeigenschaften des Blutes verbessert und so einer Verklumpung der Blutkörperchen entgegenwirkt.

Gönnen Sie sich bei Kältegefühl in Händen und Füßen ein warmes Fußbad, das Sie mit Ingweröl, Ingwerabsud oder Ingwertinktur zubereiten. Trinken Sie Ingwertee und massieren Sie die betroffenen Glieder mit Ingweröl.

Erkältung

Bei einer Erkältung handelt es sich um eine virale Infektion, die mit Schnupfen, Husten, Fieber, Schluckbeschwerden, Kopf- und Gliederschmerzen sowie allgemeiner Schwäche einhergeht.

Meist erwischt sie uns, wenn wir im Streß sind und sie deshalb überhaupt nicht gebrauchen können. Die Erkrankung zeigt uns deutlich und direkt, daß wir an unsere Grenzen geraten sind. Wir „haben die Nase voll", wir „husten den anderen was", wir können es „nicht mehr hinunterschlucken", weshalb wir einige Zeit Ruhe brauchen, zu der uns die Erkältung verhilft. Es ist wichtig, auf dieses deutliche Körpersignal einzugehen und den Infekt auszukurieren, da es sonst zu schlimmeren Erkrankungen kommen kann.

Ingwer hilft Ihnen, die Erkältung auszuschwitzen. Besonders bei Schüttelfrost unterstützt die Pflanze Ihren Körper dabei, die heilsamen Reaktionen wie Fieber und Schwitzen hervorzurufen.

Trinken Sie Ingwertee, Ingwertee mit Zitrone oder Warmbier mit Ingwer. Nehmen Sie Ingwersirup bei Halsschmerzen löffelweise ein. Bereiten Sie sich Hustensirup zu. Gurgeln Sie mit einer Abkochung aus Ingwer. Tupfen Sie Ihre Nase bei Schnupfen mit Ingweröl aus. Nehmen Sie ein heißes Ingwervoll- oder fußbad und inhalieren Sie mit einem Thymian-Ingwer-Aufguss.

Bei sehr hohem Fieber, wenn der Organismus nicht noch mehr erhitzt werden darf, sollten Sie Ingwer allerdings nicht anwenden. Sehr wirkungsvoll helfen jetzt Ganzkörperwaschungen mit starkem Pfefferminztee. Trinken Sie dazu eine Teemischung aus gleichen Teilen Holunderblüten, Lindenblüten und Mädesüß. Diese Teemischung wirkt schweißtreibend und fiebersenkend.

Kopfschmerzen

Schmerzen im Kopf können sowohl organische als auch psychische Ursachen haben wie z.B. Bluthochdruck, Zuckerkrankheit, Nervenerkrankungen, Fehlsichtigkeit, seelische Probleme, Streß, Wetterfühligkeit, Alkohol, Medikamentenmißbrauch, Rauchen und falsche Ernährung. Oft hängen Kopfschmerzen auch mit Magen-Darmproblemen zusammen. Manchmal kann man jedoch trotz intensiver Diagnostik keine Ursache ausmachen.

Hören Sie damit auf, sich den Kopf über alle möglichen Dinge zu zerbrechen, besonders über Dinge, die Sie momentan sowieso nicht ändern können. Ingwer hilft Ihnen dabei, sich zu entspannen und leitet die im Kopf gestaute Energie nach unten in den Körper. Die Ursachen in Magen und Darm werden mit Wärme und Energie angegangen, der Kopf wird wieder frei.

Helfen Sie sich, indem Sie Ingwertee trinken. Massieren Sie sich die Schläfen mit scharfem Ingweröl und legen Sie sich kalte Ingwer-Kompressen auf die Stirn. Nehmen Sie ein Entspannungsbad mit Lavendel und Rosenöl.

Kreislaufstörungen

Herz-Kreislauferkrankungen haben sich in den modernen Industriestaaten zur Volksseuche Nummer eins entwickelt. Häufigste Todesursache in Deutschland ist der Herz-Kreislauf-Stillstand, der nur das letzte Glied in einer langen Reihe von Ursachen ist. Moderner Lebensstreß, falsche Ernährung, Nikotin-, Kaffee-, Alkoholmißbrauch und Bewegungsmangel setzen eine Kaskade in Gang, die je nach Veranlagung bei Herzinfarkt, Schlaganfall, Herzrhythmusstörungen oder Herzstillstand endet.

Ingwer stärkt den ganzen Organismus, er aktiviert Herz und Kreislauf und verbessert die Durchblutung, weshalb er ähnlich wie Knoblauch den Herz-Kreislauferkrankungen vorbeugt.

Haben Sie eine erbliche Vorbelastung für Herz-Kreislauf-Erkrankungen, sollten Sie so oft wie möglich Ihr Essen mit Ingwer zubereiten. Sehr lecker ist auch die Kombination von Ingwer und Knoblauch. Trinken Sie Ingwer-Tee. Süßen Sie mit selbstbereitetem Ingwer-Sirup.

Magen-Darm-Beschwerden

Unser Verdauungssystem hat die Aufgabe, alles, was wir zu uns nehmen an Nahrung und seelischen Eindrücken, zu be- und verarbeiten. Jede extreme Belastung kann dazu führen, daß es überlastet wird und Neues nicht mehr verarbeiten kann. Unsere Sprache gibt uns Hinweise auf die Zusammenhänge zwischen Verdauungsproblemen und seelischen Belastungen: Uns „liegt ein Stein im Magen", uns „dreht sich der Magen um", „etwas bereitet uns Bauchschmerzen", wir „ möchten auf alles sch....".

Ist unser Magen-Darm-Trakt durch Über- oder Fehlbelastung erst einmal ín seinen Funktionen gestört, kann es zu vielerlei Beschwerden kommen wie zum Beispiel einer mangelhaften oder überschießenden Produktion von Verdauungssäften, einer Besiedlung mit krankmachenden Keimen oder einer Störung im Weitertransport des Nahrungsbreis.

Übelkeit, Appetitlosigkeit, Blähungen, saures Aufstoßen, Verstopfungen, Durchfall, Magen- und Darmkrämpfe können die Folgen sein.

Ingwer ist das Heilmittel für Magen-Darm-Er-krankungen schlechthin. Er regt die Produktion von Verdauungssäften an, er entkrampft die Magen- und Darmmuskulatur und stimuliert sanft ihre Aktivität, er schützt die Magen-schleimhaut vor Entzündungen und bringt die Darmbakterien wieder ins Gleichgewicht. Er stärkt und wärmt die Körpermitte und läßt uns gelassener an die Dinge herangehen.

Trinken Sie regelmäßig Ingwertee und kochen Sie so oft wie möglich mit frischem Ingwer. Be-ruhigen Sie Ihren aufgebrachten Magen mit ei-nem Eßlöffel Ingwer-Tinktur oder einem Gläs-chen Ingwer-Likör. Süßen Sie Ihre Speisen oder Ihren Tee mit selbstgemachtem Ingwer-Sirup. Kauen Sie bei Übelkeit ein Stückchen frischen Ingwer oder rühren Sie einen Teelöffel gemah-lenen Ingwer in ein warmes Glas Wasser, wel-ches Sie schluckweise trinken. Reiben Sie sich bei Magen- und Darmkrämpfen den Bauch mit Ingweröl ein (mit dem Uhrzeigersinn) oder ma-chen Sie sich warme Ingwer-Umschläge. Trin-ken Sie Fencheltee mit Ingwer-Sirup gesüßt.

Menstruationsbeschwerden

Die monatliche Blutung ist ein völlig normaler Vorgang, bei der die innere Schleimhaut der Gebärmutter zusammen mit ca. 150 ml Blut abgestoßen wird. Während dieser Zeit sind Frauen äußeren und inneren Vorgängen gegenüber sehr sensibel.

Unsere Kultur hat es verlernt, diese Sensibilität als wertvoll zu achten. Während es in sogenannten „primitiven" Kulturen immer noch üblich ist, daß die Frau sich in dieser Zeit in extra eingerichtete Menstruationshütten zurückzieht und dort tiefe Einsichten in den Kreis des Lebens nehmen kann, sind die Frauen in unserer westlichen Leistungsgesellschaft mit sich und den Vorgängen in Körper und Seele alleine gelassen und nicht selten im Alltag überfordert. Frauen können nicht zuhause bleiben, „nur" weil sie ihre Tage haben. So ist es leider schon normal, daß Frauen einmal im Monat als sehr reizbar und launisch gelten. Kaum jemand erkennt, daß diese Reizbarkeit bereits eine Reaktion der Frau darauf ist, daß sie sich nicht ihrem inneren Rhythmus gemäß zurückziehen kann.

Die weiteren Folgen können Unterleibskrämpfe, Kopfschmerzen, Übelkeit und Erbrechen, Rükkenschmerzen, Stimmungsschwankungen oder Depressionen sein. Ausgeprägte Beschwerden sollten auf alle Fälle fachärztlich abgeklärt werden. Meist lassen sich für Menstruationsbeschwerden jedoch keine organischen Ursachen feststellen.

Helfen Sie sich, indem Sie sich in diesen Tagen so weit wie möglich Ruhe gönnen. Lassen Sie sich zu nichts zwingen. Erkennen Sie an, daß diese Tage für Sie eine wertvolle Zeit darstellen, aus der Sie Sinn und Kraft schöpfen können.

Ingwer wärmt, stärkt und entkrampft die Körpermitte. Er löst Blockaden und bringt die Körpersäfte in Fluß. Er lindert Schmerzen und beruhigt die Nerven, weshalb er Sie während Ihrer Tage unterstützen kann.

Nehmen Sie mehrmals täglich einen Eßlöffel Ingwer-Tinktur ein. Reiben Sie sich den Unterleib mit Ingweröl ein. Nehmen Sie ein Ingwerbad. Machen Sie sich warme Ingwerumschläge auf den Bauch oder im Rücken. Bereiten Sie sich leichte Ingwergerichte zu.

Müdigkeit und Erschöpfung

Diese Symptome können auf ernste Erkrankungen hinweisen. Häufig läßt sich jedoch selbst durch intensive Untersuchungen keine körperliche Ursache finden. Überlastung am Arbeitsplatz und in der Familie, Beziehungskonflikte, die Reizüberflutung der Mediengesellschaft, Fehlernährung und Genußsüchte fordern tagtäglich ihren Tribut. Geht uns dann noch innerlich der Sinn des ganzen Stresses verloren, („warum tue ich mir das alles eigentlich an?"), kann es zu ausgeprägter Müdigkeit und Erschöpfung kommen.

Die Ursachen einer solchen Überlastungsreaktion kann Ingwer nicht beseitigen. Er stärkt jedoch energetisch die Körpermitte, was Ihnen dabei hilft, zu sich selbst zurückzufinden. Er belebt, indem er Kreislauf und Stoffwechsel wieder in Gang setzt. Er sorgt dafür, daß blokkierte Energien wieder fließen können.

Essen und trinken Sie Ingwer in allen Variationen, nehmen Sie hin und wieder ein Ingwerbad. Reiben Sie sich Ingweröl an die Schläfen. Massieren Sie Ihren Bauch mit Ingweröl.

Muskelkater, -schmerzen und -krämpfe

Nach ungewohnten sportlichen Belastungen, aber auch durch zu wenig Bewegung und ständiges Sitzen am Arbeitsplatz kann es zu Verspannungen, Schmerzen und Krämpfen in der Muskulatur kommen, die dadurch entstehen, daß der Muskel unzureichend durchblutet wird und sich so Stoffwechselschlacken im Gewebe ansammeln.

Ingwer regt die Durchblutung der Muskulatur sowie den Stoffwechsel an und unterstützt den Abbau der Milchsäure im Muskelgewebe.

Massieren Sie sich die schmerzenden Muskeln mit Ingweröl. Trinken Sie Ingwertee oder süßen Sie Ihren Tee mit Ingwer-Sirup. Machen Sie sich warme Wickel mit Ingwer. Nehmen Sie ein heißes Ingwerbad.

Ohrenschmerzen

Als erste Hilfsmaßnahme gegen Ohrenschmerzen kann Ihnen Ingwer gute Dienste leisten. Da mit einer eitrigen Mittelohrentzündung jedoch nicht zu spaßen ist, sollten Sie Ohrenschmerzen immer vom Hals-Nasen-Ohrenarzt abklären lassen.

Träufeln Sie etwas lauwarmes „Ingweröl intensiv" auf einen Wattebausch und führen diesen vorsichtig - nicht zu tief - in das betroffene Ohr ein. Legen Sie einen warmen Umschlag mit Ingwer-Absud auf das schmerzende Ohr.

Reisekrankheit

Die Reisekrankheit ist im engeren Sinne gar keine Erkrankung, sondern ein Schutzmechanismus des Körpers. Unsere Bewegungen werden von zwei Systemen koordiniert, die normalerweise reibungslos miteinander kooperieren. Das Auge sendet optische Eindrücke, das Gleichgewichtsorgan im Innenohr Eindrücke über die aktuelle Körperstellung oder Körperbewegung an die Hirnrinde, wo die Informationen dann verarbeitet und sinnvoll koordiniert werden. Widersprechen sich die Informationen von beiden Sinnesorganen, schlägt das Gehirn „Alarm" in Form von Übelkeit, Erbrechen, Benommenheit u.s.w.

Auch die immensen, teilweise gegensätzlich wirkenden Beschleunigungskräfte in den modernen Verkehrsmitteln können das Gleichgewichtsorgan überfordern. Psychische Belastungen wie Angst oder Streß tragen zur Verstärkung der Beschwerden bei.

Ingwer wird seit Jahrtausenden gegen die Symptome der Reisekrankheit eingesetzt. Schon die asiatischen Seeleute hatten ihn aus diesem Grund auf ihren langen Reisen stets dabei. Moderne Studien haben gezeigt, daß Ingwer sogar besser und ohne die Nebenwirkungen vergleichbarer chemischer Präparate die Symptome der Reisekrankheit lindert.

Nehmen Sie vor Beginn der Reise einen Eßlöffel Ingwertinktur ein. Oder trinken Sie vor und während der Reise Ingwertee. Kauen Sie während der Reise frischen Ingwer (nur etwas für unempfindliche Gaumen). Riechen Sie vor und während der Reise an einem Fläschchen ätherischem Ingweröl. Oder nehmen Sie vor Reisebeginn Ingwerkapseln ein.

Rheuma

Unter rheumatischen Erkrankungen versteht man entzündliche, schmerzhafte Veränderungen des Bewegungsapparates, die mit Versteifungen und Verformungen der Gelenke einhergehen. Die genauen Ursachen hat man noch nicht gefunden. Neben einer erblichen Belastung werden Klima, Stoffwechselstörungen und fehlerhafte Immunreaktionen für die Erkrankungen verantwortlich gemacht. Kommt es zu einem rheumatischen Schub, leiden die Betroffenen unter Gelenkschmerzen, Gelenkschwellungen, Rötungen an den betroffenen Stellen und teilweise Fieber.

Ingwer kann innerlich und äußerlich angewendet Linderung verschaffen, da er Entzündungen entgegenwirkt, Schmerzen lindert sowie Fieber senkt. Er regt den Stoffwechsel an und bringt blockierte Energien wieder in Fluß.

Nehmen Sie viermal täglich einen Eßlöffel Ingwertinktur ein. Trinken und essen Sie so oft wie möglich Ingwer. Reiben Sie sich die schmerzhaften Gelenke mit Ingweröl ein oder machen Sie sich wärmende Ingwer-Umschläge.

Vergeßlichkeit

Viele ältere Menschen leiden unter Vergeßlichkeit, die meist dadurch entsteht, daß sich die ganz feinen Gefäße im Kopf mit Ablagerungen zusetzen. Man spricht im Volksmund von „Verkalkung". Ingwer wirkt ähnlich wie Knoblauch einer Verstopfung der Gefäße entgegen. Er entkrampft die Muskulatur der Gefäßwände, wodurch sich diese weiten. Außerdem regt Ingwer den Blutkreislauf an.

Essen und trinken Sie vorbeugend so oft wie möglich Ingwer. Ingwer schmeckt gut und bietet eine echte Alternative zum „geruchvollen" Knoblauch.

Ingwer-Medikamente selbst gemacht

Heutzutage ist es fast selbstverständlich, Lebensmittel und Arznei nur aus der industriellen Vorfertigung zu benutzen. Doch die Aufnahme von Nahrung und Flüssigkeit ist mehr als die Befriedigung von Hunger und Durst

Aus frischen Zutaten bereitete Gerichte voller Farbe, Duft und Geschmack lassen sich auf Dauer nicht durch maschinell erstellte „Junk-food" ersetzten. Lebensmittel sind im ursprünglichen Sinn des Wortes „Lebendige Mittel, die uns Leben vermitteln". Konservierte und ultra-hocherhitzte Nahrung ist praktisch tot und kann daher auch keine Lebenskraft schenken.

Ähnlich verhält es sich mit Medikamenten. Heute greift man zur Fertigarznei, während früher für jedes Wehwehchen die spezielle Medizin frisch zubereitet wurde. Da sich der Ingwer als Naturarznei lange frisch halten läßt bzw. auch die getrocknete Wurzel die Wirkstoffe enthält, kann man leicht die Medizin frisch zubereiten. Einziger Nachteil: wenn man selbst betroffen ist, ist man natürlich nicht dazu aufgelegt, erst noch verschiedene Zubereitungen herzustellen. Zu empfehlen ist deshalb, vorausschauend zumindest Ingwer-Sirup, Ingwer-Absud und Ingwer-Öl auf Vorrat herzustellen.

In den nachfolgenden Kochrezepten entspricht die angegebene Ingwermenge stets dem benötigten frischen Ingwer. Verwenden Sie das getrocknete Gewürz, sollten Sie nur die Hälfte der angegebenen Menge einsetzen, da es schärfer ist. Die Ingwermenge wird in den meisten Rezepten in Zentimetern angegeben. Gemeint ist ein Stück eines mitteldicken Ingwerfingers in der angegebenen Länge.

Ich lade Sie dazu ein, die Ruhe und die Kraft zu spüren, die selbst hergestellte Kräuter-Medikamente schon bei der Zubereitung schenken. Mein Mann, dessen Arbeitszimmer direkt neben unserer Küche liegt, sagt immer, daß er schon allein durch die wunderbaren Düfte gesund wird, die von Zeit zu Zeit meinen Kochtöpfen entströmen.

Abkürzungen:
EL = Eßlöffel
TL = Teelöffel
MS = Messerspitze

Ingwer-Tee

Die einfachste Art, Ingwer zu verarbeiten, ist die Herstellung eines Ingwer-Tees:

Zutaten:

> *1 Stück frischer, zerkleinerter Ingwer,*
> *ca. 1 cm lang*
> *½ l Wasser*
> *evtl. etwas Honig oder Agavendicksaft*

Köcheln Sie den Ingwer eine halbe Stunde lang auf niedriger Flamme im Wasser. Anschließend abseihen und nach Belieben mit Honig oder Agavendicksaft süßen. Trinken Sie den Tee möglichst heiß.

Ingwer-Tee ist ein ideales Getränk für kalte Wintertage, da er den Körper von innen heraus wärmt, Ihr Immunsystem stärkt und Sie so vor Erkältungen schützt. Schon nach dem ersten Schluck spüren Sie, wie sich eine wohltuende Wärme im ganzen Körper ausbreitet.

Ingwer-Tee mit Zitronenmelisse

ist ein erfrischendes Sommergetränk, das sowohl kalt als auch heiß genossen werden kann.

Zutaten:

1 Stück frischer Ingwer, ca. 1 cm lang
½ l Wasser
4 Blättchen frische Zitronenmelisse
3 Blättchen frische Pfefferminze
zum Süßen etwas Honig oder
Agavendicksaft

Schälen und zerkleinern Sie den Ingwer und füllen Sie ihn zusammen mit dem Wasser in einen Topf. Dann auf niedriger Flamme etwa 20 Minuten köcheln lassen. Nehmen Sie den Topf von der Flamme und fügen Sie die klein geschnittenen Melissen- und Pfefferminzblätter hinzu. Lassen Sie das Ganze noch einmal 3-5 Minuten ziehen und seihen Sie dann ab. Süßen Sie nach Belieben mit Honig oder Agavendicksaft.

Ingwer regt die Schweißbildung an und sorgt an heißen Sommertagen dafür, daß die im Körper angestaute Hitze nach außen geleitet wird.

Ingwer-Tee mit Zimt

Ebenfalls ein wohlschmeckendes, wärmendes Getränk ist der Ingwer-Tee mit Zimt und Milch zubereitet. Beide Zutaten nehmen dem Ingwer etwas die Schärfe und verstärken die wärmende Wirkung.

Zutaten:

> *1 Stück frischer Ingwer, ca. 1 cm lang*
> *½ Zimtstange*
> *½ l Wasser*
> *⅛ l Vollmilch*
> *evtl. etwas Honig oder Agavendicksaft*

Schälen und zerkleinern Sie den Ingwer. Geben Sie diesen zusammen mit der zerbröselten Zimtstange und dem Wasser in einen Topf. Aufkochen und 20 Minuten köcheln lassen. Fügen Sie dann die Milch hinzu und süßen Sie nach Geschmack mit Honig oder Agavendicksaft. Lassen Sie das Ganze nochmals kurz aufkochen.

Warm eingepackt wird dieser Tee Sie zum Schwitzen bringen. Er eignet sich hervorragend dafür, eine Erkältung schon bei den ersten Anzeichen zu bekämpfen.

Yogi-Tee

Dieser indische Berg-Tee wärmt und stärkt Körper und Geist, er beruhigt die Nerven, reinigt von Schlacken und verbessert die Verdauung. Er ist ein wunderbarer Winter-Tee, der Wärme speichert und den müden Geist belebt.

Zutaten:

> *6 Gewürznelken*
> *1 Stück frisch zerkleinerter Ingwer,*
>   *ca.1cm lang*
> *½ TL Süßholz*
> *4 Kardamomkapseln, gestoßen, oder*
>   *1 TL Kardamom gemahlen*
> *1 Zimtstange, zerbrochen, oder*
>   *½ TL gemahlener Zimt*
> *5 Körner schwarzer Pfeffer*
> *1 l Wasser*
> *0,1 l Milch*
> *zum Süßen Honig oder Agavendicksaft*

Kochen Sie die Gewürze im Wasser kurz auf und lassen Sie den Sud dann so lange auf niedriger Flamme köcheln, bis die Flüssigkeit halb verdampft ist. Abseihen und die Milch hinzugeben. Süßen Sie nach Belieben mit Honig oder Agavendicksaft.

Warmbier mit Ingwer

Dieses Rezept möchte ich Ihnen ganz besonders ans Herz legen. Es wird in der Familie meines Vaters schon seit Generationen verwendet, wenn die ersten Symptome einer Erkältung auftreten wie Frösteln und Kältegefühl, laufende Nase, Kratzen im Hals, dumpfer Kopfschmerz und Abgeschlagenheit. Bei diesen Anzeichen vor dem Zubettgehen zubereitet und heiß getrunken, wirkt das Getränk über Nacht Wunder. Sie wachen am nächsten Morgen zwar schweißgebadet, aber topfit wieder auf!

Zutaten:

1 Flasche Bier
3 Nelken
2 cm Zimtstange
2 cm Vanillestange
1 Stück Ingwer, ca. 1cm lang
zum Süßen Honig oder Agavendicksaft

Erhitzen Sie die Zutaten zusammen langsam in einem Topf, ganz kurz aufkochen lassen und möglichst heiß trinken. Süßen Sie nach Geschmack mit Honig oder Agavendicksaft.

Ach übrigens, auch in England gibt es seit Jahrhunderten den alten Brauch, in Wirtshäusern einen Krug voll Ingwer aufzustellen, mit denen die Gäste ihr Bier würzen können. Besonders gut soll Ingwerbier wirken, wenn es mit einem heißen Schürhaken erwärmt wird.

Ingwer-Öl

Für die Zubereitung von Ingwer-Öl brauchen Sie:

> *1 Stück frischer Ingwer, ca. 5 cm lang*
> *0,3 l Pflanzenöl, kaltgepreßt*

Waschen Sie den Ingwer und zerschneiden Sie ihn in kleine Stückchen. Geben Sie ihn zusammen mit dem Öl in einen kleinen Topf und erhitzen Sie diesen im Wasserbad. Lassen Sie das Ganze zwei Stunden lang auf niedriger Flamme köcheln. Dann das Öl etwas abkühlen lassen, durch ein Tuch absieben und in eine saubere Flasche füllen.

Das so gewonnene Ingwer-Öl eignet sich hervorragend für Massagen, wärmende Bäder, für Einreibungen bei Gelenkschwellungen, bei Gelenkschmerzen und -entzündungen und natürlich auch zum Würzen von Speisen.

Ingweröl intensiv

Zutaten:

1 Stück frischer Ingwer, ca. 5 cm lang
50 ml Pflanzenöl, kaltgepreßt

Zerreiben Sie den gewaschenen und geschälten Ingwer zu einer breiigen Masse und verrühren Sie ihn mit dem Öl. Pressen Sie das Gemisch durch ein feines Sieb oder ein Tuch und füllen Sie es anschließend in eine kleine Flasche.

Dieses Öl hilft Ihnen bei Kopfschmerzen, schmerzenden Muskeln und Gelenken. Reiben Sie das Öl dazu sanft in die Haut über der schmerzhaften Stelle ein. Empfindliche Haut sollten Sie mit einer Creme schützen.

Eine weiteres Anwendungsgebiet sind Ohrenschmerzen. Geben Sie dazu ein bis zwei Tropfen „Ingweröl intensiv" auf einen Wattebausch und drücken diesen vorsichtig ins betroffene Ohr. Schon bald verspüren Sie Linderung. Starke oder länger anhaltende Ohrenschmerzen sollten Sie jedoch immer von einem Arzt abklären lassen.

Ingwer-Abkochung

Absud oder Abkochung ist die Zubereitung auf Wasserbasis.

Zutaten:

1 ganze frische Ingwerhand
1 l Wasser

Waschen Sie den Ingwer und schneiden Sie ihn in kleine Stücke. Lassen Sie ihn bei geschlossenem Deckel ca. 20 bis 30 Minuten im Wasser köcheln. Sieben Sie dann ab und lassen Sie den Sud mit offenem Deckel weiter bis auf ¼ Liter Flüssigkeit eindicken. Im Kühlschrank aufbewahren.

Dieser Absud eignet sich für Umschläge und Kompressen, zum Beispiel auf unterkühlte Glieder, für wärmende Bäder und zur Weiterverarbeitung zu Ingwer-Sirup.

Ingwer-Sirup

Sirup gewinnt man, indem einer Abkochung Honig, Agavendicksaft oder Zucker zugegeben wird. Beides zusammen einmal aufkochen. Einen mit Zucker zubereiteten Sirup sollten Sie unter Rühren so lange köcheln lassen, bis sich eine dickflüssige, braune Flüssigkeit gebildet hat. Daß ein mit Honig oder Agavendicksaft zubereiteter Sirup natürlich wesentlich gesünder ist, versteht sich fast von selbst.

Zutaten:

¼ l Ingwer-Abkochung
½ l Honig oder Agavendicksaft

Geben Sie zur Ingwer-Abkochung den Honig oder Agavendicksaft hinzu, lassen Sie sie kurz einmal aufkochen und nehmen Sie den Sirup von der Platte, sobald er anfängt zu schäumen.

Ingwer-Sirup hält sich im Kühlschrank vier bis sechs Wochen. Man kann ihn bei Halsschmerzen löffelweise einnehmen oder jeden beliebigen Tee damit süßen. Mit Wasser verdünnt erhalten Sie ein stärkendes, erfrischendes Getränk.

Husten-Sirup

Dieser Sirup ist ein weiteres meiner Hausmittel, das bei Erkältungen rasche Linderung bringt.

Zutaten:

20 g Thymian
10 g Salbei
10 g Kamille
3 TL Anissamen
20 Gewürznelken
2 Knoblauchzehen
1 Stück frischer Ingwer, ca. 2 cm lang
1 Prise Cayennepfeffer
1 l Wasser
500 g Tannen- oder Waldhonig

Die gehackten Kräuter ca. 20 Minuten bei geschlossenem Deckel köcheln. Abkühlen lassen, Kräuter durch ein Tuch seihen, ausdrücken und zum Kompost geben. Flüssigkeit unter Köcheln bis auf ¼ Liter reduzieren. Honig unterrühren, kurz aufkochen, etwas abkühlen lassen und in eine saubere Flasche füllen. Bis zu viermal täglich nehmen Erwachsene einen Eßlöffel, Kinder unter 12 Jahren einen Teelöffel ein.

Ingwer-Tinktur

Zutaten:

1 Stück frischer Ingwer, ca. 5 cm lang
¼ l Alkohol (15 bis 50 %)

Waschen Sie den Ingwer und schneiden Sie ihn in kleine Stücke. Füllen Sie diese in ein verschließbares Gefäß und gießen Sie den Alkohol darüber. Lassen Sie das Ganze zwei Wochen im Dunkeln ziehen und schütteln Sie ab und zu leicht. Sieben Sie danach die Ingwerstücke ab und füllen Sie die Tinktur in eine geeignete Flasche.

Die Ingwertinktur eignet sich äußerlich für Umschläge und Einreibungen, zum Beispiel bei geschwollenen und schmerzenden Gelenken. Innerlich eingenommen hilft sie bei Übelkeit und Leibkrämpfen, Verdauungsstörungen, Menstruationsbeschwerden sowie Erkältungen. Nehmen Sie bei Bedarf einen Eßlöffel voll zu sich.

Ingwer in der asiatischen und europäischen Küche

Die Asiaten lieben Ingwergerichte in allen Variationen. Man sagt Konfuzius nach, daß er kein Gericht ohne Ingwer zu sich genommen habe. Gerne setzt man der Schärfe des Ingwers etwas Süßes entgegen, um für Harmonie im Kochtopf zu sorgen. In den nachfolgenden Kochrezepten finden Sie einfach gehaltene asiatische, englische und deutsche Gerichte, die sich gut im Alltag ausprobieren lassen.

Die Zutaten sind überwiegend in Reformhäusern erhältlich, Sie müssen also nicht lange beim Einkaufen suchen. Leider ist nicht immer frischer Ingwer erhältlich, weshalb es sich lohnt, stets einen kleinen Vorrat im Haus zu haben. Sonst tut es auch getrockneter Ingwer. Frischer Ingwer hält sich ca. drei Wochen im Kühlschrank. Nicht in Folie einpacken, er schimmelt sonst leicht! Ingwer läßt sich problemlos einfrieren, ohne an Aroma zu verlieren. Schneiden Sie ihn am besten in Stücke, die Sie bei Bedarf verwenden können. Lassen Sie den Ingwer nicht ganz auftauen, da er sich gefroren besser schälen und reiben läßt.

Ingwer-Bratkartoffeln
(für 4 Personen, entweder mit Salat als Haupt-gericht oder als Beilage)

Zutaten:

500 g Kartoffeln, festkochend
1 Stück frischer Ingwer, ca. 3 cm lang
3 Knoblauchzehen
½ TL zerstoßener Fenchelsamen
½ TL Salz
4 EL Wasser
je 1 Prise Kurkuma und Cayennepfeffer
Öl zum Braten

Kartoffeln waschen und in wenig Wasser gar-kochen. Noch heiß schälen, nach dem Erkalten in Scheiben schneiden. Stellen Sie aus dem ge-schälten Ingwer und dem Knoblauch zusammen mit den Gewürzen, Salz und Wasser im Mixer eine Paste her. Erhitzen Sie dann das Öl in einer beschichteten Pfanne, geben Sie die Paste und die Kartoffeln hinein und braten Sie die Kartof-feln unter mehrmaligem Wenden so lange, bis sie eine braune Kruste bekommen. Heiß servie-ren.

Kartoffelsalat mit Ingwer
(für 4 Personen)

Zutaten:

> *500 g Kartoffeln*
> *1 Stück frischer Ingwer, ca.2 cm lang*
> *Saft von ½ Zitrone*
> *200 g Crème fraîche*
> *1 Prise Pfeffer*
> *½ TL Salz*
> *1 EL Olivenöl*
> *1 TL Kreuzkümmel*
> *1 Kästchen frische Kresse*

Kartoffeln waschen und in der Schale gar-kochen. Anschließend schälen und in Scheiben schneiden. Reiben Sie den geschälten Ingwer ganz fein und vermischen Sie ihn mit Zitronen-saft, Crème fraîche, Pfeffer und Salz. Heben Sie die Soße unter die Kartoffeln. Das Öl erhitzen und den Kreuzkümmel darin bei geschlossenem Deckel vorsichtig (sonst springt er hinaus) anbraten, bis er knistert. Mischen Sie ihn unter den Salat. Mit Kresse garniert servieren.

Avocado-Creme mit Ingwer
(für 4 Personen)

Zutaten:

2 Avocados
Saft von ½ Zitrone
1 Stück frischer Ingwer, ca. 2 cm lang
1 Knoblauchzehe
1 kleine Zwiebel
2 Tomaten
250 g Joghurt
Salz, Pfeffer, Chillipulver

Die Avocados halbieren, die Kerne herausnehmen, mit einem Löffel das Fruchtfleisch aus der Schale schaben und in eine Schüssel geben. Zerdrücken Sie das Avocadofleisch mit einer Gabel, bis eine grobe Creme entsteht. Träufeln Sie den Zitronensaft darüber, um das Braunwerden zu verhindern. Schälen und zerkleinern Sie den frischen Ingwer und die Knoblauchzehe, pressen Sie beides durch eine Knoblauchpresse in die Schüssel. Geben Sie die gewürfelte Zwiebel, die geschälten und gewürfelten Tomaten sowie den Joghurt dazu, nach Geschmack würzen mit Salz, Pfeffer und Chillipulver. Verrühren Sie das Ganze noch einmal gut miteinander.

Spinatauflauf mit Ingwer
(für 4 Personen)

Zutaten:

> *200 g Dinkel*
> *50 g Butter*
> *1 kleingehackte Zwiebel*
> *0,6 l Gemüsebrühe*
> *1 kg frischer Blattspinat*
> *1 Stück frischer Ingwer, ca. 3 cm lang*
> *2 Knoblauchzehen*
> *200 g Schafskäse*
> *Salz, Pfeffer, Muskatnuß*
> *200 Crème fraîche*
> *200 g geriebener Käse*

Waschen Sie den Dinkel. Erhitzen Sie die Hälfte der Butter im Topf, braten Sie die zerhackte Zwiebel glasig, geben Sie dann die Dinkelkörner dazu. Rösten Sie die Körner leicht an, löschen Sie mit der Gemüsebrühe ab und lassen Sie das Ganze etwa 20-30 Minuten lang köcheln. Seihen Sie den Dinkel ab und stellen Sie ihn zur Seite.

Waschen Sie den Spinat und blanchieren Sie ihn in kochendem Wasser. Dann in einem Sieb ab-

tropfen lassen und vorsichtig das Wasser ausdrücken, zur Seite stellen.

Schälen Sie den Ingwer und den Knoblauch,
schneiden Sie beide Zutaten in kleine Stückchen
und dünsten Sie sie in der restlichen Butter an.
Würfeln Sie den Schafskäse. Mischen Sie ihn
zusammen mit Ingwer, Knoblauch, Salz, Pfeffer
und einem Hauch Muskatnuß unter den Spinat.

Den Backofen auf 200 Grad vorheizen.

Geben Sie zuerst den Dinkel, dann die Spinat-
Schafskäse-Mischung in eine flache Auflauf-
form.

Verteilen Sie die Crème fraîche, dann den ge-
riebenen Käse auf dem Auflauf.

Lassen Sie das Gericht im Backofen 40 Minuten
lang bei geschlossenem Deckel bei 200 Grad garen. Bräunen Sie es abschließend 10 Minuten
lang mit offenem Deckel bei 225 Grad.

Hühnersuppe mit Ingwer

Diese Suppe eignet sich besonders gut als leichte Kost bei Krankheit. Sie wärmt und gibt Kraft.

Zutaten:

1 Suppenhuhn
1 Bund Suppengrün
1 Stück frischer Ingwer, ca. 3 cm lang
2 l Wasser
Salz, Pfeffer, Liebstöckel
100 g Vollkornreis

Waschen Sie das Suppenhuhn. Waschen, schälen und zerkleinern Sie das Suppengrün und den Ingwer. Bringen Sie alle Zutaten außer dem Reis im Wasser zum Kochen und lassen Sie das Ganze drei Stunden bei kleinster Hitze köcheln. Anschließend abseihen, das Hühnerfleisch kleinschneiden und wieder zur Suppe geben. ½ Stunde vor Ende der Garzeit den Reis nach Packungsvorschrift garen und dann in die Suppe geben. Heiß servieren.

Fenchelgemüse mit Ingwer
(für 4 Personen)

Zutaten:

> *4 mittelgroße Fenchelknollen*
> *Butter zum Anbraten*
> *1 Stück frischer Ingwer, ca. 5 cm lang*
> *100 g Rosinen*
> *1 Knoblauchzehe*
> *1 Apfel*
> *0,2 l l süße Sahne*
> *Salz, Pfeffer*

Waschen und zerschneiden Sie den Fenchel in mundgerechte Stücke. Braten Sie ihn in der Butter an. Geben Sie den zerkleinerten Ingwer und die Rosinen dazu. Löschen Sie das Gemüse mit Wasser ab und dünsten Sie bei geschlossenem Deckel auf kleiner Flamme weiter. Pressen Sie die Knoblauchzehe dazu. Wenn der Fenchel fast weich ist, den Apfel schälen, würfeln und dazugeben. Die Sahne unterrühren und auf niedriger Flamme weiterköcheln, bis das Gemüse gar ist. Schmecken Sie mit den Gewürzen ab. Als Beilage eignen sich sowohl Reis als auch Getreide oder Kartoffeln.

Chinesischer Ingwer-Fisch
(für 4 Personen)

Zutaten:

2 Zwiebeln
2 Knoblauchzehen
Butter zum Anbraten
1 Stück frischer Ingwer, ca. 5 cm lang
4 gehäutete Schollenfilets
Salz, Pfeffer, Sojasoße

Schneiden Sie Zwiebeln und Knoblauch klein und braten Sie sie in der Butter goldbraun an. Fügen Sie den fein geschnittenen Ingwer hinzu und lassen Sie ihn kurz mitbraten. Dann die Fischfilets dazugeben, mit einem Schuß Sojasoße und etwas Wasser ablöschen, anschließend mit Salz und Pfeffer würzen. Zugedeckt auf kleiner Flame köcheln lassen, bis der Fisch gar ist.

Ingwerkuchen

Hier ein traditionelles englisches Rezept.

Zutaten:

100 g Butter
75 g brauner Zucker
250 g Honig
1 TL Orangenmarmelade
150 ml Milch
2 geschlagene Eier
200 g Vollkornmehl
1 Stück frischer Ingwer, ca. 1 cm lang
je ¼ Teelöffel Salz, Zimt, Nelken
1 TL Backpulver

Erwärmen Sie Butter, Zucker, Honig, Marmelade und Milch in einem Topf und rühren Sie die geschlagenen Eier unter. Sieben Sie Mehl, Gewürze, Salz und Backpulver in eine Rührschüssel und geben Sie nach und nach unter ständigem Rühren die flüssigen Zutaten hinzu. Mischen Sie das Ganze, bis ein weicher Teig entstanden ist. Füllen Sie diesen in eine Springform und lassen Sie den Kuchen etwa eine Stunde bei mäßiger Hitze backen.

Ingwerkuchenmänner

Zutaten:

50 ml Öl
50 ml Honig
50 ml Wasser
Vollkornmehl
1 Stück frischer Ingwer, ca. 1 cm lang
1 Prise Salz
je ½ TL Nelken, Zimt, Piment
1 MS Bourbonvanille, gemahlen
einige Nüsse, Korinthen und Rosinen

Mischen Sie Öl, Honig und Wasser miteinander, rühren Sie nach und nach so viel Mehl ein, bis ein dickflüssiger Teig entsteht. Schälen und zerreiben Sie den Ingwer und mischen Sie ihn zusammen mit den anderen Gewürzen unter den Teig. Rühren Sie weiter Mehl ein, bis eine sehr steife Masse entstanden ist, die Sie eine Weile kühl stellen. Den Teig dick ausrollen und mit einem Rädchen Männer ausschneiden, die Sie mit Korinthen, Rosinen und Nüssen nach Geschmack verzieren können. Backen Sie die Männer 15 Minuten lang bei mäßiger Hitze.

Milchreis mit Pflaumen
(für 4 Personen)

Zutaten:

> ¾ l Vollmilch
> 1 MS Bourbonvanille, gemahlen
> ½ Teelöffel Zimt
> 1 Stück frischer Ingwer, ca. 1 cm lang
> 150 g Rundkornreis
> 50 g brauner Rohrzucker
> 1 kleines Glas Pflaumen, entsteint

Kochen Sie die Milch zusammen mit Vanille, Zimt und dem geschälten und zerriebenen Ingwer auf. Geben Sie den Reis hinzu und lassen Sie ihn bei kleinster Hitze unter häufigem Umrühren etwa 45 Minuten quellen. In Dessertschalen verteilen und mit Pflaumen servieren.

Ingwerbier

Hier das Rezept für echtes englisches Ingwerbier.

Zutaten:

4 l Wasser
500 g Zucker
8 g Weinstein
1 Stück frischer Ingwer, ca. 5 cm lang
2 große ungespritzte Zitronen
1 TL trockene Bierhefe

Bringen Sie das Wasser zum Kochen und lösen Sie Zucker und Weinstein darin auf. Geben Sie den geschälten und zerkleinerten Ingwer hinzu. Lassen Sie das Gemisch abkühlen und fügen Sie Saft und Schalen der Zitronen sowie die Hefe hinzu. Das Gebräu mit einem Tuch abgedeckt einige Tage an einem warmen Ort gären lassen und regelmäßig den Hefeschaum abschöpfen. Filtrieren Sie in Flaschen ab, deren Verschluß Sie aber nur leicht auflegen sollten. Sie können das Bier frühestens nach einer Woche trinken.

Ingwerlikör

Zutaten:

1 ganze frische Ingwerhand
200 g brauner Kandiszucker
1 Flasche Cognac (0,7 l)

Schälen Sie den Ingwer und schneiden Sie ihn in kleine Stückchen. Geben Sie diese zusammen mit dem Kandis in eine Flasche und übergießen Sie beides mit dem Cognac. Lassen Sie den Likör an einem warmen Ort ca. sechs Wochen reifen und schütteln Sie ihn hin und wieder leicht. Danach abfiltern und in eine schöne Flasche füllen.

Ingwerlikör mit Cashewkernen

Zutaten:

100 g ganze Cashewkerne
1 Stück frischer Ingwer, ca. 5cm lang
1 Vanillestange
250 g brauner Kandiszucker
1 Flasche Wodka (0,7 l)

Füllen Sie die Cashewkerne zusammen mit dem geschälten und zerkleinerten Ingwer, Kandiszucker, Vanillestange und Wodka in eine weithalsige Flasche. Lassen Sie das Getränk ca. zwei Wochen ziehen und schütteln Sie es zwischendurch mehrmals leicht. Danach kann der Likör abgesiebt und anschließend gleich genossen werden.

Gewürzschnaps mit Ingwer

Zutaten:

1 frische Ingwerhand
200 g brauner Zucker
5 Zimtstangen
1 Vanillestange
5 g Anis, ganz
10 g Kardamomkapseln
150 ml Wasser
1 Flasche Weinbrand (0,7 l)

Schälen Sie den Ingwer und schneiden Sie ihn in kleine Stücke. Lassen Sie ihn zusammen mit Zucker und Wasser ca. 15 Minuten zugedeckt kochen. Füllen Sie das Gebräu nach dem Abkühlen in eine Flasche mit weitem Hals und fügen Sie die Gewürze und den Weinbrand hinzu. Schütteln Sie das Ganze kurz durch und lassen Sie es dann 4 Wochen ruhen. Filtern Sie den Schnaps danach ab und füllen Sie ihn in eine hübsche Flasche.

Irischer Ingwerlikör

Dieser Likör stammt ursprünglich aus Irland, von wo aus mir eine Freundin das Rezept mitbrachte.

Zutaten:

15 g Gewürznelken
5 g gemahlene Muskatnuß
1 Stück frischer Ingwer, ca. 3cm lang
2 Zimtstangen
10 g Koriander
10 g Kümmel
50 g Rosinen
100 g brauner Kandis
1 Flasche Korn (0,7 l)

Geben Sie die Gewürze und die Rosinen zusammen mit dem Kandis in eine Flasche und übergießen Sie sie mit Korn. Lassen Sie das Gemisch unter täglichem Schütteln 14 Tage an einem warmen Ort stehen. Lassen Sie es noch einige Tage ruhen, ohne zu schütteln und filtern Sie es dann durch ein sauberes Tuch ab. Achten Sie darauf, daß der Bodensatz beim Abgießen nicht mehr hochwirbelt. Jetzt noch einmal vier Wochen lang ruhen lassen, dann können Sie den Likör genießen.

Bücher

Voelk, Marianne J., Die Heilkraft des Ingwer. Inhaltsstoffe, Heilweise und Anwendung. Mosaik bei Goldmann. München 1998

Braun, H.; Frohne, D., Heilpflanzenlexikon. Wirkungen-Verordnungen-Selbstmedikation. Gustav-Fischer-Verlag. Stuttgart, Jena, New York 1994

Nobs, Gertrud, ABC des Ingwers. Heilanwendungen. Verlag Peter Erd. München 1998.

Brooke, Elisabeth, Von Salbei, Klee und Löwenzahn. Praktisches Kräuterwissen für Frauen. Bauer-Verlag. Freiburg 1996

Poth, Susanne, Sauer, Regina, Gesund durch Ingwer. Falken-Verlag, Niedernhausen/Ts. 1998

Fulder, Dr. Stephen, Kochen und Heilen mit Ingwer. Die Kraft der asiatischen Wurzel. Econ Taschenbuch Verlag. Düsseldorf 1995

Kaptchuk, Ted J., Das große Buch der chinesischen Medizin. Otto Wilhelm Barth Verlag, 6. Auflage der Sonderausgabe 1993.

Herztka, Dr. Gottfried, Strehlow, Dr. Wighard, Große Hildegard-Apotheke. Bauer-Verlag. Freiburg im Breisgau 1989

Verma, Dr. Vinod, Ayurveda. Der Weg zum gesunden Leben. O.W. Barth Verlag. Copyright 1992 by Scherz Verlag Bern.

Bezugsquellen

Ingwer wird als frische Wurzel in Reformhäusern, Naturkostfachgeschäften, Asienläden und gut sortierten Lebensmittelgeschäften sowie von manchen Marktständen angeboten. In Reformhäusern und Asiengeschäften ist außerdem getrockneter Ingwer in Stückchen und gemahlener zu finden. Kandierte Ingwerstücke importiert die Genossenschaft der deutschen Reformhäuser seit Jahren in ausgesuchter bester Qualität von den Fidschi-Inseln. Er kommt als sogenannte Goldstücke, in Scheiben sowie getrocknet und gezuckert in die Reformhäuser. Eine weitere spezielle Sorte kommt aus Australien und ist ausschließlich mit Fruchtzucker gesüßt, so daß sie auch für Diabetiker geeignet ist.

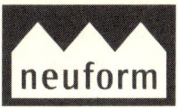

Fidschi Ingwer

der Spitzenqualität,
kandiert

- · Feines, zitronig-blumiges Aroma
- · Milde Schärfe
- · Angenehme Süße
- · Sehr feine Struktur

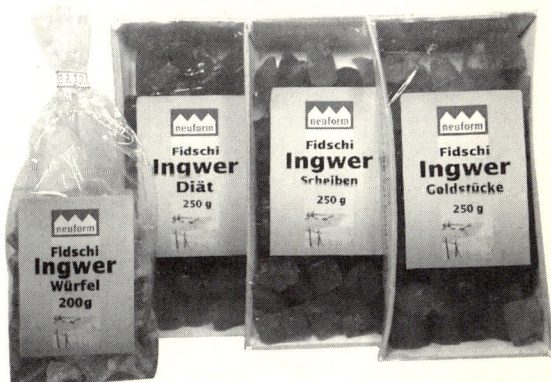

neuform international . 19246 Zarrentin

Dr. Jürgen Weihofen

7-Tage-Körner-Kur

150 Rezepte zum Abnehmen und Ent- schlacken mit Vollwertkost

– millionenfach bewährt –

Wenn Sie überflüssige Pfunde abspecken und entschlacken wollen, sollten Sie einmal die 7-Tage-Körner-Kur probieren. Vollgetreide bildet die Grundlage für abwechslungsreiche, schmackhafte und sättigende Gerichte. Ohne Hungergefühl erreichen Sie bei täglich 800 bis 1000 Kalorien in der Kurwoche leicht 4 bis 6 Pfund Gewichtsverlust. Lassen Sie sich von den weiteren Vorzügen der 7-Tage-Körner-Kur überzeugen:

- vollwertige Naturkost
- vital- und ballststoffreich
- entwässernd/entschlackend
- schnell zubereitet
- preiswert.

Unser Erfolgstitel in der 6. Auflage!
Taschenbuch, 136 Seiten
mit vielen farbigen Rezeptabbildungen
ISBN 3-925502-00-9

Dr. Jürgen Weihofen

Molke
- die Kur aus der Natur

Trinken Sie Ihr Fett weg!

Molke wird seit über 2000 Jahren als ausgezeichnetes Naturmittel geschätzt. Kaiserin „Sissi" und die Gattin des russischen Zaren genossen die Kur in einem der vielen Molke-Kurorte des letzten Jahrhunderts. Heute kann man mit Molkepulver bequem zu Hause kuren. Das Buch bietet praktische Kuranleitungen und beschreibt, wie Molke ganz natürlich

- das Bindegewebe reinigt
- den Stoffwechsel anregt
- das Hautbild verbessert
- entschlackt und entwässert.

Taschenbuch 2000, 96 Seiten
ISBN 3-925502-10-6